阴茎支撑体手术治疗
勃起功能障碍

刘继红　主编

U0295308

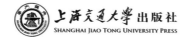

上海交通大学出版社
SHANGHAI JIAO TONG UNIVERSITY PRESS

内容提要

本书为介绍阴茎支撑体植入术的专业图书，主要介绍阴茎支撑体手术治疗勃起功能障碍，是近20年来实施阴茎支撑体植入术临床经验的汇总。本书的编写目的，一方面是向同道全面介绍阴茎支撑体手术治疗的标准手术方法与意义，以便参照本书所介绍的方法实施手术，避免术后的感染与机械故障；另一方面也希望让患者通过这本书充分了解阴茎支撑体植入术的益处及风险，自主选择是否实施这一手术。

本书可供男科、泌尿外科的临床医生以及相关读者阅读参考。

图书在版编目（C I P）数据

阴茎支撑体手术治疗勃起功能障碍 / 刘继红主编
. — 上海：上海交通大学出版社，2022.8
ISBN 978‒7‒313‒27325‒3

Ⅰ.①阴… Ⅱ.①刘… Ⅲ.①男性生殖器疾病—泌尿系统外科手术 Ⅳ.① R699.8

中国版本图书馆 CIP 数据核字（2022）第 153156 号

阴茎支撑体手术治疗勃起功能障碍
YINJING ZHICHENGTI SHOUSHU ZHILIAO BOQI GONGNENG ZHANGAI

主　　编：刘继红
出版发行：上海交通大学出版社　　　地　　址：上海市番禺路 951 号
邮政编码：200030　　　　　　　　　电　　话：021-64071208
印　　刷：上海万卷印刷股份有限公司　经　　销：全国新华书店
开　　本：880 mm × 1230 mm　1/32　印　　张：1.75
字　　数：21 千字
版　　次：2022 年 8 月第 1 版　　　　印　　次：2022 年 8 月第 1 次印刷
书　　号：ISBN 978‒7‒313‒27325‒3
定　　价：28.00 元

主编简介

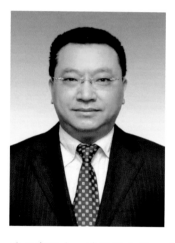

刘继红，男，医学博士、主任医师、二级教授、博士研究生导师，享受国务院政府特殊津贴。先后留学日本、德国和美国。现任华中科技大学同济医学院附属同济医院院长。

学术任职：国家自然科学基金、教育部留学回国人员科研启动基金、中国博士后科学基金、国家科技进步奖、教育部科技奖、创新人才推进计划、国家食品药品监督管理局药品审评中心等评审专家；亚太性医学会理事、全国医学（临床医学）专业学位研究生教育指导委员会委员、中国中西医结合学会副会长、中华医学会男科学分会副主委、中国医师学会男科与性医学医师分会副会长、中国医促会泌尿生殖分会副主委、中德医学协会理事长、中华医学会泌尿外科分会男科学组副组长等；《中华男科学杂志》《现代泌尿生殖肿瘤杂志》《华中科技大学学报（医学版）》副主编，《医药导报》常务编委，*Asia J Androl*、*Nature Reviews Urology*、*Translational Androl & Urol* 等 5 本英文与《中华实验外科杂志》《中国男科学杂志》《临床泌尿外科杂志》等 10 本中文杂志编委；*J Urol*、

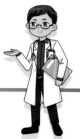

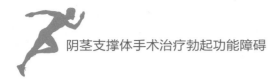

J Sex Med、*Androl* 等杂志审稿人。

主要从事泌尿外科和男科的医疗、教学和科研，以及医院管理工作。擅长泌尿外科和男科疑难疾病的诊治。主要研究方向为男科学研究和尿石症的病因与防治研究。主持国家及省部级课题 30 余项（其中主持国家自然科学基金面上及重点项目共 10 项），发表中文论文 350 余篇，SCI 收录 180 余篇（其中第一作者或通讯作者 80 余篇），主编学术专著《男科手术学》《性功能障碍学》《生殖疾病学》等；副主编及参编图书 40 余部。担任中华医学会男科学分会《阴茎硬结症诊断治疗指南》分册主编，参与《勃起功能障碍专家共识》《无精子症规范化诊疗专家共识》《男性迟发性性腺功能减退症专家共识》等多个专家共识和指南的制定。

培养硕士和博士研究生 110 余名。"ED 关键诊疗技术创新研究与临床应用"获湖北省科技进步一等奖，"腹腔镜在泌尿外科的应用研究"获湖北省科技进步一等奖等，"勃起功能障碍致病机理研究和人造器官研制应用"获上海市科技进步奖三等奖，"尿石成因研究"获湖北省卫生厅医药卫生科技成果一等奖，"抗精子抗体阳性不育患者外周血淋巴细胞亚群测定和精浆免疫抑制活性观察"获湖北省卫生厅医药卫生科技成果二等奖等。获专利 3 项。先后被中华医学会泌尿外科学分会授予"伏羲奖"，被人民网和健康时报社授予首届国家名医高峰论坛"国之名医 卓越建树"，被中国医师协会男科与性医学分会授予"郭应禄男科与性医学著名专家"，被亚洲男科协会授予"亚洲男科杰出贡献奖"等。获湖北"五一"劳动奖章、全国医药卫生系统先进个人、2020 年全国优秀院长等称号。

专家委员会名单

（排名不分先后）

王　涛　　李明超　　刘　卓　　栾　阳　　李　瑞　　张新华

朱　涛　　张　凡　　杨　智　　张　璐　　李　铮　　王　忠

王军凯　　张盈帆　　刘毅东　　刘　炜　　白　强　　张敏光

宋鲁杰　　吴登龙　　陈　伟　　叶定伟　　沈益君　　宿恒川

王　晔　　陈小勇　　郭庆华　　王增军　　王　瑞　　郑　涛

张天标　　满立波　　李贵忠　　田　龙　　陈　斌　　付　光

查丽华　　袁建林　　孟　平　　唐启胜　　张贤生　　李成福

张　炎　　李　虎　　周金武　　程宛钧　　庄　炫　　李　超

伊岱旭　　黄志明　　章卓睿　　付立杰　　王启林　　覃云凌

江专新　　刘家钦　　于建红　　周庆余　　吕伯东　　黄晓军

任黎刚　　王玉杰　　李晓东　　阿不来提·买买提明

马合苏提　　南玉奎　　张洁祥　　马阳日　　阿不都克依木

黄金星　　李纪夫　　黄北平　　陈方敏　　梁培禾　　袁轶峰

冯　强　　李　甦　　张忠晓　　李墨农　　赵永伟　　朱希宏

朱浩劼　　包忠华

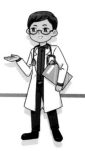

前　言

　　阴茎，是男性最主要的性征，它包含着男人遐想、自信、力量和探索欲，肩负着人类的繁衍与生命延续。奥地利性学家、人类性活动研究先驱者弗洛伊德称："阴茎是性行为的执行器官。"在历代的艺术与文学作品中，人们给予阴茎许多的推崇、赞颂。许多有关阴茎的神话传说，给人类文化、行为、生物学和医学的认识和发展打上了深深的烙印。男人有阳刚之气，女人有阴柔之美。人们都希望男人成为古希腊神话中的阿喀琉斯，那个强壮勇猛的大地之子。然而，男人并不都是阿喀琉斯，大多数男性在生活中的某一时刻，往往会由于工作或生活压力过大、过度疲劳与亚健康、过度饮酒等因素，而患有勃起功能障碍（erectile dysfunction，ED），即通常所说的阳痿。性功能是男人魅力的重要象征、伴侣幸福之源，也是和谐家庭与和谐社会的重要组成部分。如果 ED 影响正常性生活，需要尽早就医。ED 虽

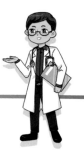

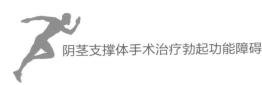
非恶疾，一般不危及生命，但可严重影响婚姻和家庭稳定，降低生活质量，同时，ED 常常导致患者焦虑、抑郁、缺乏自尊和自信，也是某些慢性心血管及代谢性疾病的重要预警信号，是患者身心健康状况的监视器。尽管目前口服 5 型磷酸二酯酶抑制剂在治疗 ED 中有一定的效果，但仍有部分难治性患者必须通过阴茎支撑体植入手术来治愈 ED。然而，绝大多数患者对如何手术治愈 ED 并不了解。为了使患者清晰地了解阴茎支撑体植入手术治疗的相关知识，我们在上海依红科技工程有限公司的支持下，汇总了华中科技大学同济医学院附属同济医院、江汉大学附属医院、上海第九人民医院等全国数十家医院开展的 500 多例临床手术实践经验，严谨地分析了各种手术并发症产生原因及预防措施的基础上，编写了这本《阴茎支撑体手术治疗勃起功能障碍》的通俗读本，向同道及患者全面介绍阴茎支撑体手术治疗的标准手术方法与意义，并将国内生产企业的产品质量检测过程都公布于众，目的就是给人们一个了解的平台，也为创建和谐家庭与和谐社会做出应有的贡献。

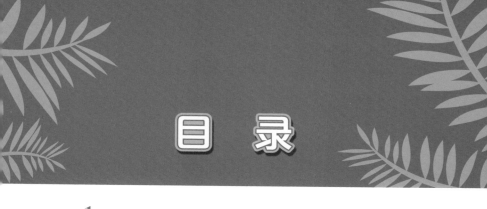

目 录

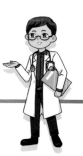

1. 阴茎的构造............................

阴茎分为头、体和根三个部分。阴茎前端的膨大部分是阴茎头，阴茎头的尖端处有尿道外口。阴茎中部为阴茎体，呈圆柱形，悬于耻骨联合前下方，是可移动部。阴茎后端是阴茎根，藏于阴囊与会阴部皮肤的深面，固定于耻骨下支和坐骨支。阴茎主要由一根尿道海绵体和两根阴茎海绵体组成（图1）：尿道海绵体中，尿道从阴茎头尿道外口一直连接到膀胱；两根阴茎海绵体从阴茎头端延伸到耻骨后两端（图2）。手术植入阴茎海绵体的切口部位如图2中红色标注，植

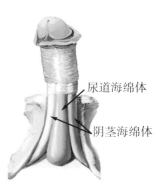

尿道海绵体

阴茎海绵体

图1 阴茎构造图

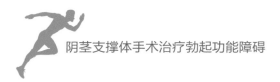

入阴茎海绵体内的圆柱体部位如图 3 所示。

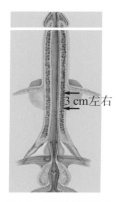 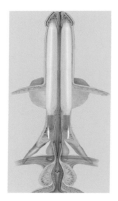

图 2　海绵体切口　　　图 3　植入位置

2. 勃起功能障碍的定义 . . . .

　　勃起功能障碍过去被称为阳萎或阳痿（impotence），但这些旧称不能确切说明这种疾病的本质，且带有一定的贬义。1993 年，美国国立卫生研究院（NIH）大会将其更名为勃起功能障碍（erectile dysfunction，ED），其定义为：无法达到或维持充分的勃起以获得满意的性生活。中华医学会男科学分会撰写的《男科疾病诊治指南》中将 ED 定义为:"过去的 3 个月中,阴茎持续不能达到和维持足够的勃起以进行满意的性交。"

3. 勃起功能障碍的病因 ....

随着医学的发展与进步,人们逐渐认识到导致 ED 的病因包含器质性或心理性两个方面,有时两者可同时存在。许多 ED 的发生都与患者原有或潜在的器质性疾病有关,如高血压、动脉硬化等心血管疾病,糖尿病、高脂血症等代谢性疾病,性腺功能减退症等内分泌疾病,均是导致 ED 的常见原因。某些外科手术,特别是前列腺根治性切除手术,也会引起神经损伤性 ED,而某些治疗高血压、心脏病、胃溃疡、精神病和癌症的药物也有可能诱发 ED。其他导致 ED 的病因包括多发性硬化等中枢或

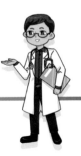

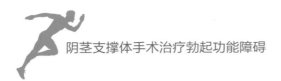

外周神经系统病变，骨盆骨折等外伤引起的阴茎血管神经损伤，阴茎发育异常等先天性疾病，等等。过量吸烟和酗酒等不良生活习惯也会影响性功能，导致 ED 的发生。

4. 阴茎支撑体简介..............

阴茎支撑体亦称阴茎假体，俗称"起勃器"，由液泵阀、贮液囊、圆柱体三个部分组成，是科技人员受肋骨在人体所起作用的启发，采用成熟液压技术原理美妙构思制成的一个微型器械。它适用于所有充分了解手术益处及风险后自愿选择阴茎支撑体植入术的 ED 患者，是国际公认治疗 ED 有效率最高的永久性方法。植入者可随心所欲控制阴茎的勃起状态和时间，达到目前任何药物和其他治疗方法都无法实现的效果，图 4 为国产的阴茎支撑体结构示意图。

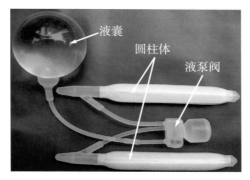

图 4　阴茎支撑体示意图

5. 阴茎支撑体的使用方法 . . . .

勃起操作：如图 5 所示，用手指挤压液压泵到底，然后松开，重复此动作，一般 4~5 次即可完全勃起，也可挤压至完全满意时为止。泄放操作：如图 6 所示，用一只手按住控制按钮不放，用另一只手逐渐握紧阴茎施压，到阴茎完全疲软后将按捏控制按钮放开，再放开握紧阴茎的手。注意：按捏控制按钮到平即可。

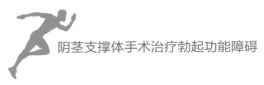
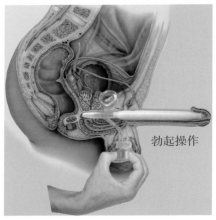

图 5　勃起操作图

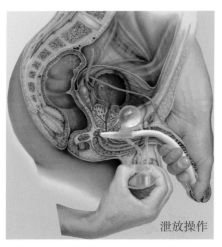

图 6　泄放操作图

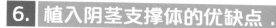

6. 植入阴茎支撑体的优缺点 ·······

★ 优点

（1）操作方便，隐蔽性极佳。

（2）术后不影响排尿、阴茎感觉、性高潮、射精与生育。

（3）可根据意愿自由控制勃起硬度与时间。

（4）射精后仍可维持性交，使性伴侣得到生理与心理的双重满足。

（5）可以让车祸造成骨盆骨折所引起血管神经受损与包括脊髓损伤截瘫在内的患者获得勃起。

（6）避免药物使用的不良反应。

★ 缺点

（1）术后必须避免骑车或骑跨式运动，因为此

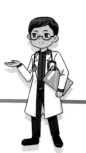

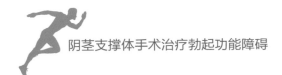

类活动可能损坏阴茎支撑体。

（2）术后有发生机械故障或感染等并发症的可能，但是并发症的发生率很低。

7. 阴茎支撑体植入手术指南......

★ 适用范围

所有充分了解阴茎支撑体植入术益处及风险后自愿选择该术式的 ED 患者。

★ 禁忌证

（1）阴茎海绵体严重纤维化、阴茎明显短小者。

（2）重度精神疾病者，凝血功能异常者。

（3）有全身严重性疾病，如心、肺、肾、肝等功能严重衰竭，恶性肿瘤晚期，全身出血性疾病等。

（4）患有活动性感染，尤其是泌尿生殖道感染者。

（5）严重的糖尿病未控制者。

（6）患有明显的排尿障碍，尿道狭窄，前列腺增生，或有严重的神经源性膀胱等导致残余尿明显增多或伴有泌尿生殖系统疾病需要实施经尿道手术者。

（7）对阴茎支撑体产品严重过敏者，不同意如出现感染、故障后取出或再次手术者。

★ 术前准备

（1）检查注意有无高血压、糖尿病、心脑血管疾病、严重肺部疾病、尿路梗阻、尿道损伤、尿路感染等，并采取适当措施加以控制，术前做常规检查。

（2）明确告知患者海绵体白膜的形态、弹性和大小可能会限制海绵体白膜直径的扩张，如无法扩张，则手术自动终止。

（3）告知患者骑车与骑跨式运动可能会损坏阴茎支撑体。

（4）术前预防性应用抗生素，彻底清洗会阴部与包皮腔，备皮。

★ 麻醉与体位

（1）连续硬膜外麻醉，也可根据需要采用全身麻醉。

（2）取仰卧位，两腿分开，臀部稍垫高，使阴茎阴囊部位暴露较清晰，便于术中对阴茎海绵体远端的扩张。

★ 手术步骤

（1）术前向尿道内注入稀释活力碘对尿道进行消毒，然后插入16号或18号导尿管，这样既有利于辨认海绵体，又利于术中排尿、拉直阴茎，还有利于切口的准确定位（图7）。

（2）阴茎阴囊交界处下纵切口约5 cm（图8），纵切口较容易解剖海绵体，切口过小会影响手术视野，正确的手术切口连接管呈弧形状（图9）。

（3）放入牵开架，用卡珠链拉钩配合牵开架拉钩牵开皮肤和组织（图10）。

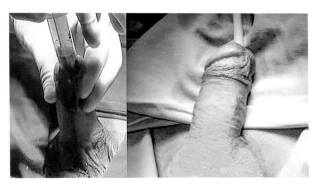

图7　注入碘伏消毒和拉直阴茎图

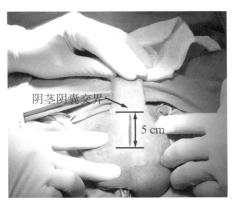

阴茎阴囊交界

5 cm

图8　正确手术切口图

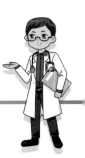

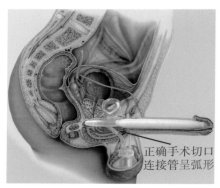

图9　正确手术切口连接管呈弧形图

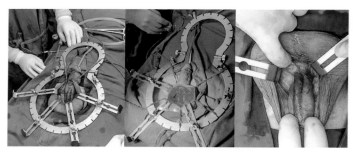

图10　牵开皮肤和组织图

（4）沿切口逐层分离筋膜至两侧阴茎海绵体，暴露清晰后就是阴茎海绵体切口的最佳位置（图11）。

（5）两侧海绵体都各预留3针缝合线后从中做2~3 cm切口。预留缝合线可避免切口关闭时缝针不小心刺破圆柱体，提高手术安全性（图 12）。

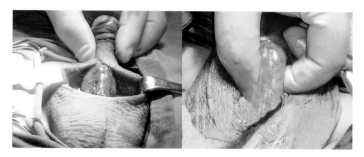

图 11　分离至阴茎海绵体图

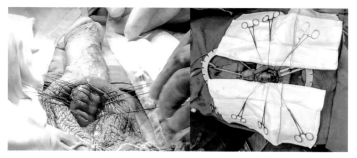

图 12　预留缝合线图

（6）阴茎海绵体切口位置关系到植入手术后患者阴茎勃起的质量，切口最好离阴茎脚根部 5 cm 左右，两根海绵体上切口 3 cm 左右。切口过于靠近阴茎远端易造成连接管凸向、触及阴茎体表而影

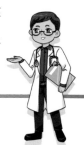

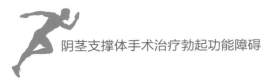
响性交，也容易造成连接管打折而引起排水故障，导致需要再次手术（图13，图14）。

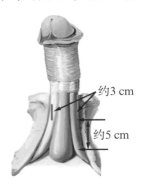

约3 cm

约5 cm

图 13　海绵体切口图

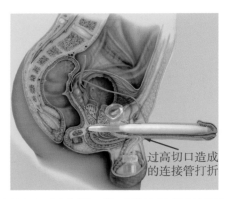

过高切口造成的连接管打折

图 14　过高切口造成的连接管打折图

（7）扩张器海绵体白膜腔时应尽可能靠近外侧

从细到粗逐步扩张（这样有助手术安全），阴茎海绵体远端扩张时必须过冠状沟至阴茎头部，以近、远端长度之和选择圆柱体的长度，测量的比例为约近端 1/3、远端 2/3（图 15）。

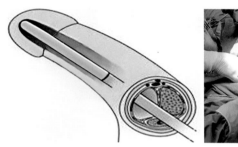
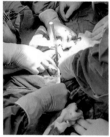

图 15　近远端扩张器示意图

（8）扩张不充分，若选择的圆柱体过短，则会造成阴茎头塌陷（图 16）。

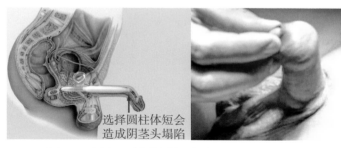

选择圆柱体短会造成阴茎头塌陷

图 16　选择圆柱体过短造成的阴茎头塌陷图

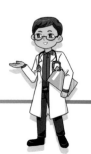

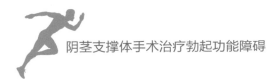
（9）用抗生素溶液冲洗阴茎海绵体白膜腔，既可检验尿道有无受损，也可预防感染。如尿道受损，首选当场修补后再安置圆柱体，或者采用被动方法单侧安装圆柱体；若两侧受损又不能当场修补，为防止感染只能中止手术，待时机合适后再做支撑体植入术（图17）。

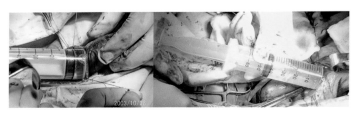

图17　冲洗白膜腔检验尿道有无受损

（10）排除液泵阀与圆柱体内空气，使导引针从海绵体白膜腔远端中心位置平行阴茎于尿道口外1~2 cm处穿出，将圆柱体牵引至远端（图18）。

（11）安放圆柱体时连接管夹角处必须朝上，将尾部用手放入近端，安放圆柱体必须平整，避免扭曲（圆柱体不扭曲是确保手术成功的一部分），两侧安放方法相同（图19）。

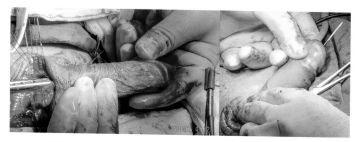

图 18　导引针从尿道口外 1~2 cm 处穿出图

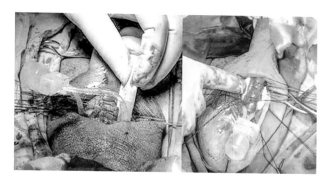

图 19　安放圆柱体图

（12）贮液囊安放时，推开精索，找到外环口，经腹股沟管后壁筋膜到达腹直肌，用手指从腹直肌外侧钝性进入耻骨后间隙。如手指无法捅开，可用中弯或角钳捅开，用手指或无齿卵圆钳将贮液囊送入耻骨后间隙（图 20）。

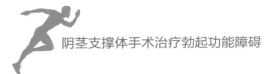

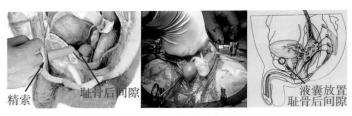

图 20　贮液囊安放部位图

（13）贮液囊放入耻骨后间隙后，在贮液囊中注入 50 mL 无菌生理盐水（图 21）。

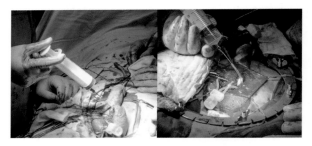

图 21　注入 50 mL 无菌生理盐水

（14）按需要平直修剪多余的连接管，连接液泵阀与贮液囊，确保坚固套住连接接头而不会脱落（坚固套住连接接头关系到手术的成败，这一点须特别注意），然后测试勃起与回落效果两次以上，确认勃起与回落效果良好（图 22）。

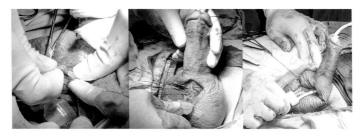

图 22　连接与测试

（15）测试完成后，将预留的 3 针缝合线打结，关闭海绵体切口，将液泵阀放置于阴囊前正中肉膜下浅间隙（图 23）。

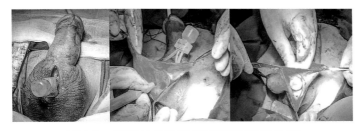

图 23　海绵体切口关闭图与液泵阀放置

（16）引流管从腹壁两侧引出，阴茎置于半勃起状态以利于阴茎海绵体腔内压迫止血和阴囊切口的护理，注意充分止血，逐层缝合切口（图 24）。

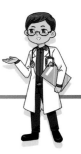

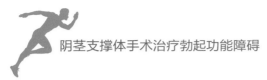

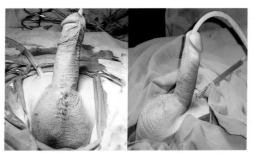

图 24　引流管放置与阴茎半勃起

★ 术后处理

（1）维持使用两联广谱抗生素 7~10 天，其中静注 2 天以上，口服 5~7 天。

（2）术后 6 小时后即可去除导尿管，将阴茎置于半勃起状态，引流管须在多次适度挤捏阴囊无引流液时尚可拔除，因为未引流干净的淤血易诱发感染。

（3）告知患者术后 2 周如有较强烈痛感，有可能是局部感染，应立刻就医检查并处置。

（4）指导患者熟练掌握液泵阀的操作，嘱其术后完全不疼后可以自行练习操作，6 周后可性交。

★ 可能出现的并发症

（1）海绵体切口过高易造成连接管埋藏于白膜内过多，容易引起连接管打折而出现排水障碍。

（2）若没有预留缝合线，则需在关闭海绵体切口时再次缝针，稍有不慎可能会刺破圆柱体而造成泄漏。

（3）血管钳夹扣连接管时容易造成连接管受损致以后发生破裂。

（4）极少的术后感染与植入体机械故障。

（5）阴茎白膜穿孔或海绵体纵隔交叉穿孔，可导致圆柱体从尿道穿出与阴茎头塌陷，这种现象多为术中操作不当或圆柱体长短选择不恰当所致。

★ 脚套（尾套）的作用

脚套用于对阴茎脚长度的调节。若手术切口过于靠近阴茎远端，应向阴茎脚方向延伸切口，而不应多加脚套调节。多放脚套容易造成圆柱体夹角凸向、触及体表，性交时会撞击女性会阴部导致双方

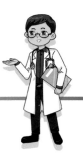

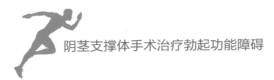

不适，在经常性冲击力作用下，也容易造成圆柱体的破裂（图25）。

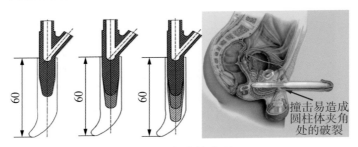

撞击易造成圆柱体夹角处的破裂

图25　脚套的作用

★ 术后康复

绝大多数患者术后3周疼痛感会消失，自我操作练习应该在疼痛感完全消失后进行，操作勃起和性交过程都有助于阴茎血供的增加以及毛细血管的生长。勃起良好的状态一般出现在术后3个月左右。

必须了解充血勃起和支撑勃起的差别，阴茎支撑体只用于支撑阴茎勃起，模拟充血勃起过程就是将阴茎变硬、举起可以性交，但它不是充血勃起，就如同豆腐和豆腐干，两者只是相似而不完全一样，就如同孪生兄弟或姐妹也有差异一样，要不人们怎么来区分呢？

阴茎支撑体植入后的优点：无法比拟的硬度，自控勃起的时间，最重要的是有性交欲望（激情）时可让阴茎即刻勃起，完全符合人性，在现有药物和其他治疗方法都无法实现时，可实现满意的勃起。

8. 阴茎支撑体植入手术并发症的原因分析与预防

国内外文献所载的阴茎支撑体植入术亦称阴茎假体植入术，其并发症主要有海绵体白膜穿孔、海绵体纵隔交叉穿孔、感染、糜烂（erosion）、连接接头脱落、阴茎缩短、阴茎头塌陷（supersonic transport，SST）、术后短期疼痛、机械故障等。我们经过500多例的临床应用，认真分析了所有出现过隐患与并发症的病例，没有在术中发现直接机械

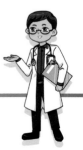

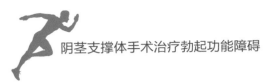

故障，所发生的并发症几乎都与手术技巧有关，大致有以下几种。

（1）海绵体切口过于靠近阴茎远端造成连接管埋藏于白膜内过多，引起连接管打折而出现排水障碍。

（2）没有预留缝合线，导致在关闭海绵体白膜切口时需要缝针，不慎刺破圆柱体而造成泄漏。

（3）血管钳夹扣连接管造成连接管受损导致以后的破裂。由于国产的阴茎支撑体只用一个接头，因此术中不需用血管钳夹扣连接管，相对便捷和安全。

（4）极少的术后感染与机械故障。

（5）术中海绵体暴力扩张、扩张方向不当、圆柱体长度选择不合适等因素，容易导致圆柱体从尿道穿出、阴茎头塌陷且阴茎变短、弯曲或阴茎的瘢痕等。

★ 原因分析

（1）没有经验的医生不了解手术切口过高容

易使连接管扭曲并造成排水障碍，致使手术失败（图26，图27）。

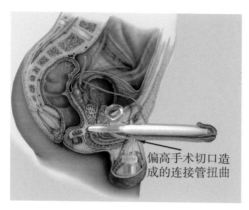

图26　偏高切口造成的连接管扭曲

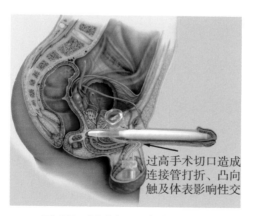

图27　过高切口造成的危害

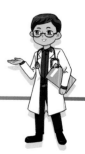

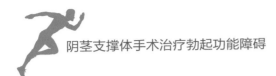

　　病例1，如图26所示，植入者自述性交时连接管触及体表，有轻微的不适感。分析原因是手术切口偏高，连接管埋藏海绵体白膜内偏多，触及体表，未出现排水障碍实属幸运。病例2，植入者术后3个月阴茎不能勃起，经再次手术剥离液泵阀包裹的组织，发现液泵阀充盈正常，阴茎勃起完好，分析原因就是海绵体切口过高，距离阴茎脚较远，连接管埋藏于白膜内过多，发生打折造成排水故障（图14）。再次手术切开海绵体，往阴茎脚处延伸切口，将埋藏过多的连接管置于海绵体外，剪去多余的连接管，至今已植入18年，植入者可进行满意的性交。

　　（2）早期手术由于不了解预留缝合线的重要性，海绵体切口缝合都在圆柱体放好后进行，缝针时稍有不慎就会刺破圆柱体，一旦刺破圆柱体但未被发现，手术就完全失败了。现在临床医生基本都了解预留缝合线的作用，所以关闭海绵体白膜切口时一般都不再缝针，刺破圆柱体的现象就杜绝了。

（3）用血管钳夹扣连接管是植入术中的普遍现象，血管钳夹扣连接管容易造成连接管受损致以后连接管破裂，多次或多齿扣夹扣连接管更容易造成其受损致以后破裂，国内生产企业早就意识到了这一问题，因此产品设计只用一个接头，术中绝对不需要用任何带保护套的血管钳，所以这一并发症就不会发生。

（4）发生感染多因术中无菌操作不严格，术后一般应维持7~10天抗生素治疗。一般只要严格执行无菌操作，感染发生的可能性极低。术中一般采用庆大霉素加生理盐水冲洗淤血和观察尿道有无受损，至今未见感染病例。至于极少的机械故障，所有产品出厂都经过非常严格的检测，从科学角度来说，不能完全排除产品久用后发生故障，但概率很低。圆柱体从尿道穿出的原因，一般是患者尿道已受损未察觉或长期将阴茎置于完全勃起状态。至于阴茎变短、弯曲或阴茎的瘢痕等，多与海绵体扩张不充分等操作失误相关。

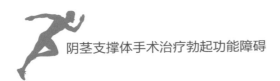

★ **其他可能的并发症原因分析**

（1）**海绵体白膜穿孔**：发生海绵体白膜穿孔的原因是术中粗暴扩张引起，海绵体纤维化用暴力扩张更易发生白膜穿孔，扩张器扩张海绵体白膜腔时应尽可能靠近外侧，由细到粗，逐步充分扩张，并用手保护阴茎，适度用力，一般不可能发生海绵体白膜穿孔。

（2）**海绵体纵隔交叉穿孔**：海绵体纵隔交叉穿孔主要原因也是由术中扩张用力方向不当或部分患者阴茎海绵体前端海绵体腔狭窄引起，只要在扩张时注意海绵体的生理弯曲，扩张海绵体白膜腔时应尽可能靠近外侧，从细到粗逐步充分扩张，一般也不会发生海绵体纵隔交叉穿孔。

（3）**糜烂**：圆柱体从海绵体糜烂破溃处远端穿出，多在植入半硬阴茎支撑体患者中发生，可膨胀阴茎支撑体一般不会发生这种现象。因为半硬阴茎支撑体植入者阴茎如同永久在工作，导致阴茎局部因长期受压而缺血糜烂及坏死破溃，而可膨胀阴茎支撑体只是性交时在工作，但必须指导植入者不要长期将阴茎置于坚挺勃起状态。

（4）**连接接头脱落**：国内产品从未发生过连接接头脱落的情况，笔者认为术前必须了解产品的正确使用方法，连接接头脱落发生的原因是销售商没有做好产品使用的培训（图28）。

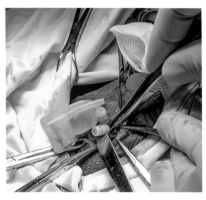

图28 连接接头脱落

（5）**阴茎缩短、阴茎头塌陷**：阴茎缩短的原因是选择圆柱体过短所造成（图29），部分术者教条地按照半硬硅银胶支撑体植入术方法，认为选择圆

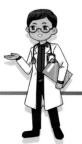

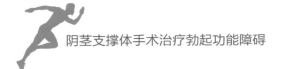
柱体植入时长度应短 1~2 cm，这是不了解可膨胀阴茎支撑体的特性：半硬硅银胶支撑体植入者阴茎如同永久在工作，而可膨胀阴茎支撑体植入后只是性交时工作，两者并不相同，而选择圆柱体短 1~2 cm 会对患者造成心理障碍。

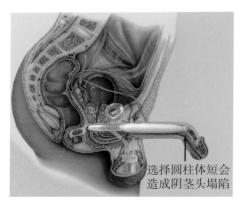

选择圆柱体短会造成阴茎头塌陷

图 29　选择圆柱体短造成的阴茎头塌陷

（6）**海绵体白膜腔有狭窄的处理**：在扩张器指引下，用尖刀划开白膜腔狭窄处，然后预留缝合线，再用穿针器的导引针从阴茎头尿道口外 1~2 cm 处穿出，将圆柱体牵引至远端，两侧安放方法相同（图 30），术后效果见图 31。

8. 阴茎支撑体植入手术并发症的原因分析与预防

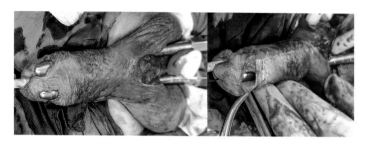

图 30　海绵体白膜腔狭窄处理

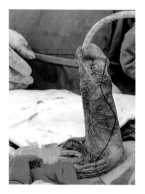

图 31　术后效果

★ 需要指导患者了解与注意的事项

　　骑跨式运动，以及骑车震动和颠簸引起的共振，易损坏阴茎支撑体，需再次手术更换。根据科学测算，自行车车轮滚动 1 圈行程为 2 m 左右，最

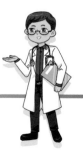

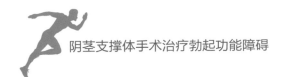

保守的估算为产生至少 1 次以上的震动，那么 1 km 至少会产生 500 次左右的震动。如果某人一天骑自行车 10 km，那么一天至少产生 500（次）× 10（km）＝ 5 000 次以上的震动，依此计算，可能骑车和骑跨式运动对阴茎支撑体植入者会有较大危害，会对阴茎支撑体形成损伤。

★ 综述

综合研究发生并发症的原因，多是由于没有真正了解阴茎支撑体植入术的技巧所致，笔者将并发症的原因分析出来，目的是为医生临床实践提供参考。

9. 阴茎支撑体植入手术相关问题解答

（1）为什么说阴茎支撑体植入手术适用于所有充分了解手术益处及风险后自愿选择该术式的 ED 患者？

　　许多得益于阴茎支撑体植入术获得勃起功能的人给笔者建议，认为"阴茎支撑体植入术是 ED 治疗最后的手段"的说法并不准确，值得商榷。现实社会中，性能力女强男弱的现象普遍存在，如果一位男性非常爱自己的伴侣，也愿意植入阴茎支撑体提高性能力，难道不可以吗？男性植入阴茎支撑体提高性能力就如同义齿、乳房假体、开双眼皮整容等一样，都是需要者的基本权利。医学伦理的国际准则宣告："只有在符合患者的利益时，医生才可提供可能对患者的生理和心理产生不利影响的医疗措施。"所以，告知患者阴茎支撑体植入术的益处与可能风险，给患者自由选择的权利，是医生必须履行的职责。世界医学大会的日内瓦宣言用"患者的健康必须是我们首先考虑的事"对医生提出了要求。植入者的建议非常中肯，笔者给予充分尊重，所以将阴茎支撑体适用范围定义为"所有自愿选择阴茎支撑体植入术的 ED 患者"，当然，手术指征还需医生掌握。

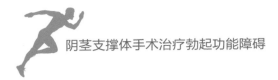

（2）为什么说阴茎支撑体的称呼比阴茎假体更为确切？

植入者因阴茎支撑体的支撑而使阴茎获得勃起，用"阴茎支撑体"的表述更为确切。称为"阴茎假体"容易使人误认为安装了假的阴茎。现实生活中，即使是医生，也对阴茎支撑体存在一定的误解，更不用说对医学术语了解甚少的患者，他们对"阴茎假体"更易产生误解，"支撑体"比"假体"更容易让人意会。

（3）只有阴茎、阴囊交界下阴囊切口适合阴茎支撑体植入术？

笔者随访阴茎支撑体植入者后发现，只有阴茎、阴囊交界下阴囊切口最适合阴茎支撑体手术，且阴茎、阴囊交界下的纵切口瘢痕也较隐蔽。

（4）二线治疗还有存在的必要吗？

阴茎海绵体注射或经尿道给药等二线治疗在初始阶段有其积极作用，但如今，因并发症相对较多、患者依从性不高等问题，二线治疗极少被应用，海绵体注射现在多作为 ED 的辅助诊断方法。

美国及中国关于 ED 的指南中虽然仍保留有二线治疗，但需注意，经尿道给药可能引起尿道灼痛，海绵体注射可能引起性交疼痛，并可能导致阴茎海绵体严重的纤维化，使阴茎支撑体植入术变得困难或无法实施。

（5）植入阴茎支撑体后阴茎是否会变短？

如果由一个有经验且比较负责的医生施行手术，则阴茎变短的现象极少发生。笔者要求所有手术都以近远端测量的实际长度之和选择圆柱体，患者普遍反映良好，但这中间要排除掉自我感觉过去阴茎长的人为因素，应以术中实际测量长度为准。当然，也有部分学者未做科学论证，照搬半硬阴茎支撑体植入术的方法发表文章，认为植入可膨胀阴茎支撑体圆柱体时长度需短 1~2 cm，这是不了解实际情况所致。因为半硬阴茎支撑体植入者的阴茎如同永久在工作，容易从尿道穿出，在不得已的情况下只能选择短 1~2 cm 的圆柱体，并且还要选择直径细的，而可膨胀阴茎支撑体只在性交时工作，

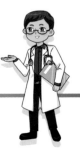

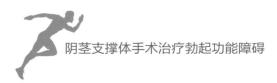

而且还可膨胀，两者截然不同。这种观点容易误导一些刚开始临床实践的医生，如果选择圆柱体短1~2 cm造成的阴茎变短、阴茎头塌陷，会对植入者的心理产生不利影响。笔者曾经遇到植入者因选择圆柱体长度短1 cm、强烈要求重新做手术的事例。同时，半硬阴茎支撑体在我国也未获得使用许可。

（6）阴茎支撑体用一个接头更安全吗？

阴茎支撑体用一个接头是中国科技人员智慧的体现，减少了接头多可能发生的泄漏风险。术中用血管钳夹扣连接管容易造成连接管损伤致以后破裂，不用任何带保护套的血管钳夹扣连接管，既可减少夹扣连接管造成的连接管损伤风险，又可缩短手术时间，还能降低感染风险，所以更安全。

（7）白膜有瘢痕或硬结无法扩张远端的处理？

阴茎支撑体植入术中最常见的疑难问题是阴茎海绵体白膜有瘢痕或硬结无法扩张远端，处理这类问题最简便的方法就是在近冠状沟处横行切开阴茎皮肤，分离并切开受阻白膜处，切开受阻白膜，扩张后预留缝合线，将圆柱体牵引至远端后再关闭切口（图32）。

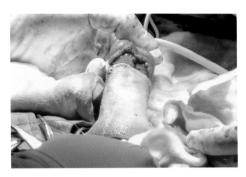

图32　切开阴茎头包皮

（8）随着时间推移，植入阴茎支撑体者的性交满意度会下降吗？

笔者随访了90%以上的阴茎支撑体植入者，所有被随访者均认为阴茎支撑体提供了足够硬度的勃起功能，满意度下降可能与审美疲劳有关。勃起与审美疲劳是两个概念，阴茎支撑体植入者随着时间推移性交满意度下降的观点并无严谨的科学依据。

（9）植入阴茎支撑体会抑制自发勃起？

随访植入者均认为植入阴茎支撑体并未抑制自

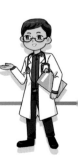

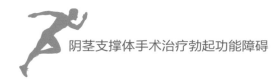

发勃起，甚至在部分临床病例中出现自发勃起反应增强的现象。这种现象可能源于阴茎海绵体内支撑体的空间占位效应：阴茎支持体植入后占据了海绵体腔部分空间，导致较少的血液流入即可填充海绵体剩余空间，从而引起阴茎勃起反应。植入阴茎支撑体会抑制自发勃起的观点尚无科学依据。

（10）不是自然勃起，性交时会有良好的感觉吗？

人们会问，植入阴茎支撑体不是自然勃起，性交时会有良好的感觉吗？答案是肯定的。即使再严重的 ED，只要不是脊髓损伤截瘫之类的患者，阴茎神经系统中如果感觉神经未损伤，感觉神经仍有功能，阴茎头部的神经末梢及感受器照样能接受性刺激，所以阴茎支撑体植入后，性交时依然有良好的性快感与性高潮，它还可使脊髓损伤截瘫者植入阴茎支撑体后拥有性能力。

（11）阴茎支撑体有使用年限吗？

要精确计算阴茎支撑体可以用多少年是不切实

际的，国内临床应用已近 20 年，通过随访几百例植入支撑体 10 年以上的患者，产品原因更换率不到 5%，由于产品中注入的是无菌生理盐水，因此即使泄漏也不会对人体产生不良影响，只需通过手术替换产品，就可继续拥有良好的勃起功能。

（12）再次手术复杂吗？

再次手术并不复杂，皮肤切口还是原来的，先剥离液泵阀包裹的组织，然后将两根圆柱体的连接管逐渐分离至阴茎海绵体，切开海绵体取出两侧圆柱体，接着分离连接贮液囊的连接管至接头部位，暴露术野，拔开接头，这样取出步骤就完成了。接着检查故障原因，预留缝合线，排除液泵阀与圆柱体内空气，按首次手术步骤完成即可。需要指出的是，根据经验，故障的原因基本都在圆柱体，贮液囊一般不需要更换。

（13）术后勃起角度是怎样的？

术后勃起角度一般为 90°，因为阴茎支撑体是一个微型的液压系统，产品中的无菌生理盐水在

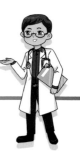

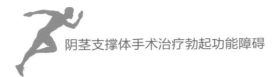
液压的作用下支撑阴茎勃起，水会在重力的作用下下垂，所以一般情况下勃起角度为 90°，根据植入者的体会，这一角度完全不影响性交，勃起角度如图 33 所示。

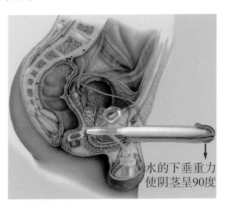

水的下垂重力使阴茎呈90度

图 33　勃起角度示意

10. 阴茎支撑体的质量检测过程....

　　阴茎支撑体的质量检测过程如图 34~ 图 38 所示。

10. 阴茎支撑体的质量检测过程

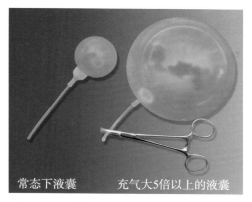

常态下液囊　　　充气大5倍以上的液囊

图 34　贮液囊充气 5 倍以上耐压检测

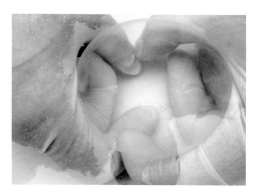

图 35　贮液囊水中检测有无泄漏

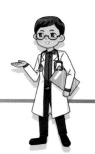

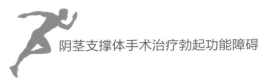
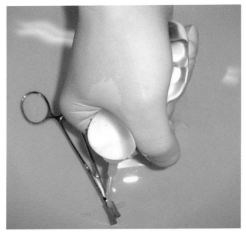

图 36　贮液囊水中反复挤捏 10 次以上检测耐压

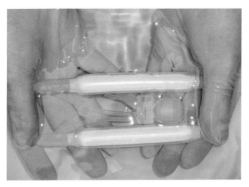

图 37　圆柱体 0.2 MPa 气压水中无泄漏

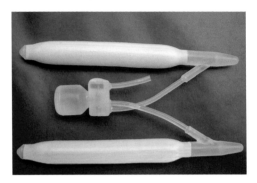

图 38　圆柱体充气 1 小时后检测密封性

技监部门抽检的液泵阀与圆柱体检测结果见图 39 和图 40。

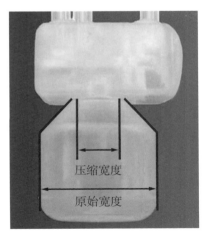

压缩宽度

原始宽度

图 39　液泵阀 50 万次压缩测试没有故障

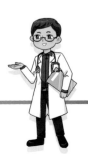

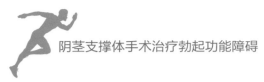

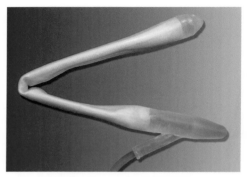

图 40　圆柱体三万次屈挠后没有裂纹